AF295213

Dieta da Canela

Perca Peso com Canela

Jamie Wolf

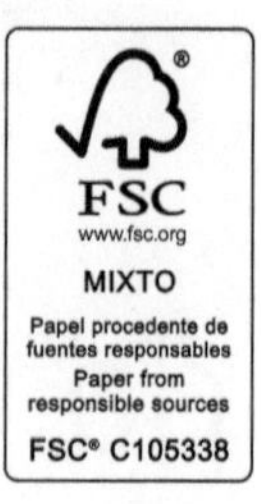

© Marcus D. Adams, 2021– 2nd Edition

Impresión y editorial: BoD – Books on Demand
info@bod.com.es - www.bod.com.es
Impreso en Alemania – Printed in Germany

ISBN: 978-8-4137-3331-9

Introdução

Ao utilizar este livro, você aceita este aviso legal na íntegra.

Nenhum conselho

O livro contém informações. As informações não são conselhos e não devem ser tratadas como tal.

Se julga estar a sofrer de alguma condição médica, você deve procurar assistência médica imediata. Você nunca deve adiar a procura de aconselhamento médico, desconsiderar o aconselhamento médico ou descontinuar tratamentos médicos baseado na informação do livro.

Sem representações ou garantias

Na extensão máxima permitida pela lei aplicável e sujeita à secção abaixo, nós excluímos todas as representações, garantias e compromissos relacionados com o livro.

Sem prejuízo da generalldade do parágrafo anterior, nós não representamos, realizamos ou garantimos:

- que a informação no livro é correta, precisa, completa e não enganosa;

- que o uso da orientação no livro irá levar a qualquer determinado desfecho ou resultado.

Limitações e exclusões de responsabilidade

As limitações e exclusões de responsabilidade estabelecidas nessa secção e noutras partes deste aviso: estão sujeitas à secção 6 abaixo; e governam todas as responsabilidades decorrentes do aviso ou em relação ao livro, incluindo responsabilidades decorrentes de contrato, por ato ilícito (incluindo negligência) e por violação do dever estatutário.

Nós não seremos responsáveis perante você em relação a quaisquer perdas decorrentes de qualquer evento ou eventos além do nosso controle razoável.

Nós não seremos responsáveis perante você em relação a quaisquer perdas comerciais, incluindo, sem limitação, perda de ou danos nos lucros, rendimentos, receitas, uso, produção, poupanças antecipadas, negócios, contratos, oportunidades comerciais e património de marca.

Nós não seremos responsáveis perante você em relação a qualquer perda ou corrupção de quaisquer dados, bases de dados ou software.

Nós não seremos responsáveis perante você em relação a quaisquer danos ou perdas consequentes, indiretas ou especiais.

Exceções

Nada neste aviso deve: limitar ou excluir a nossa responsabilidade pela morte ou danos pessoais resultantes de negligência; limitar ou excluir a nossa responsabilidade por fraude ou representação fraudulenta; limitar qualquer uma das nossas responsabilidades de uma forma que não é permitida ao abrigo da lei aplicável; ou excluir qualquer uma das nossas responsabilidades que não podem ser excluídas ao abrigo da lei aplicável.

Divisibilidade

Se uma secção deste aviso for determinada por qualquer tribunal ou outra autoridade competente como sendo ilegal e/ou inaplicável, as outras secções deste aviso continuam em vigor.

Se qualquer secção ilegal e/ou inaplicável for legal ou aplicável se uma parte for eliminada, essa parte será considerada para eliminação e a restante secção irá continuar em vigor.

Lei e jurisdição

Este aviso será regido e interpretado em concordância com as leis suíças e quaisquer disputas relacionadas com este aviso estarão sujeitas à jurisdição exclusiva dos tribunais da Suíça.

Prefácio

Perder peso é um dos tópicos mais relevantes atualmente, devido a razões estéticas. No entanto, há muito mais por trás do peso do que a sua aparência. Ter o peso recomendado para seu tamanho, idade e gênero é a melhor maneira de permanecer saudável.

Se você já tem um problema de peso, é hora de fazer algo a respeito. Nós preparamos este livro para te ajudar a perder peso com uma especiaria deliciosa: a Canela. Você pode usá-la diariamente para melhorar sua saúde e perder alguns quilos no caminho.

Falaremos dos benefícios de adicionar Canela às refeições, juntamente com conselhos gerais de como mudar seu estilo de vida para conseguir resultados permanentes. Também temos um compêndio de algumas das doenças mais comuns que você pode prevenir diminuindo seu peso, níveis de açúcar e colesterol.

Nós esperamos sinceramente que este livro te ajude a criar consciência e obter um estilo de vida mais saudável.

Capítulo 1.
A verdade sobre os Milagrosos Superalimentos para a Perda de Peso

Recentemente tem havido euforia sobre certos superalimentos. A Canela é apenas um deles. Suas propriedades estimulantes tornam esses alimentos ideais para a perda de peso e para melhorar certas condições de saúde. Eles são comercializados como superalimentos milagrosos. A perda de peso mágica e a melhoria da saúde são obtidas devido a seus super-poderes. Basta comê-los para que os problemas da digestão sejam melhorados magicamente. Mas a realidade é que isso está longe da verdade. Nem mesmo a Canela é um superalimento milagroso para a perda de peso. São todos apenas auxílios para conseguir uma mudança de estilo de vida.

O verdadeiro milagre acontece quando as pessoas se envolvem com uma dieta equilibrada, combinada com uma rotina de exercícios. Esse tipo de comportamento garante que se obtenha e mantenha resultados positivos, o que é a parte mais difícil para a maioria das pessoas que conseguem chegar a seu peso ideal. Quando falo sobre uma mudança do estilo de vida, isso significa que você não deve usar a perda de peso como uma mania. É realmente uma maneira saudável de viver. Depois de conseguir os resultados desejados, você deve continuar comendo de maneira saudável e se exercitando.

Há maneiras de facilitar o caminho para a perda de peso. Há alguns alimentos e produtos específicos que vão ativar seu organismo para eliminar as toxinas e melhorar seu sistema digestório. Se você deixar esses alimentos específicos trabalharem sozinhos, comportamentos pouco saudáveis vão rapidamente engolir todos esses produtos e alimentos. Eles podem até mesmo esconder problemas de saúde, que mais tarde podem se mostrar ainda mais severos. É como colocar um band-aid em uma ferida infectada. Você iria parar de ver a infecção, momentaneamente, mas eventualmente, o band-aid rasgaria, mostrando o quanto o ferimento está ruim. Quando isso acontece, pode ser tarde para uma solução simples. Os efeitos adversos podem ser permanentes e mudar seu estilo de vida para sempre.

Qualquer produto ou os chamados superalimentos têm que ser parte integrante de um programa mais amplo. Especiarias, ervas e até mesmo pílulas precisam ser acompanhadas de exercícios e refeições equilibradas e saudáveis. A Canela não é diferente de qualquer outro superalimento. Você também precisará de treino e uma melhor nutrição.

Neste livro, vamos explorar todos os benefícios que a Canela pode trazer para a sua vida. Você pode usá-la de forma segura de acordo com a Administração de Alimentos e Medicamentos dos Estados Unidos, que deu à Canela o reconhecimento como Seguro (GRAS). Então, lhe daremos alguns conselhos práticos de como usar Canela em diariamente. Ela vai servir como um auxílio para perder peso, juntamente com o exercício e uma dieta saudável. Você pode experimentar alguns outros benefícios, como o controle de insulina e colesterol. Problemas de saúde relacionados a essas condições podem diminuir. Em resumo, a Canela pode ajudá-lo a transformar seu estilo de vida e melhorar seus resultados para perder peso.

Capítulo 2.
Sua Gordura Abdominal

Em poucas palavras, a Canela vai te ajudar a queimar sua gordura da barriga. Mas vamos falar sobre a gordura abdominal. A maioria dos adultos que têm uma vida sedentária experimenta um aumento na sua gordura abdominal conforme envelhecem. Ter uma barriga maior significa apenas que eles estão consumindo mais energia do que eles estão gastando. Um dos lugares onde esta energia é armazenada é precisamente a gordura da barriga.

A gordura da barriga não é uma questão de estética apenas. Existe uma forte relação entre a gordura abdominal e outras condições de saúde. O problema com a gordura acumulada em seu estômago é que toda a área é cercada por alguns dos órgãos mais importantes para o nosso bem-estar.

Seu tamanho das roupas não é a única coisa afetada pela gordura abdominal. Isso tem um efeito direto sobre outros órgãos.

As doenças cardíacas e diabetes são alguns dos riscos mais comuns decorrentes da gordura abdominal. Vamos deixar isso mais claro. Em todo o seu corpo, há dois tipos diferentes de gordura: a gordura subcutânea e a gordura visceral. A gordura subcutânea está logo abaixo de sua pele. Ela também é chamada de gordura boa, porque tem muitas funções que são úteis para o corpo e o mantém saudável. A gordura visceral, no entanto, não é tão boa. Ela enche cada um dos espaços deixados vazios no corpo entre e ao redor de seus órgãos internos. Seus intestinos e estômago são os mais afetados por este tipo de gordura.

A gordura visceral ou a gordura ruim, como algumas pessoas a chamam, produz toxinas prejudiciais que trabalham contra seu corpo.

Algumas substâncias químicas liberadas pelas gorduras viscerais são chamadas de citocinas. As citocinas têm provado ser a causa da redução da sensibilidade à insulina, e também aumentam as possibilidades de ter um ataque cardíaco. Mas não para por aí. As citocinas e a gordura excessiva na área do estômago se combinam para criar uma inflamação nos órgãos desta zona. Toda essa situação é uma condição pré-existente para o desenvolvimento de câncer no pâncreas, esôfago e cólon.

A gordura subcutânea é evidente, e você pode vê-la facilmente. A gordura visceral está escondida sob sua pele, e mesmo se você não estiver acima do peso, pode tê-la. Há uma relação direta entre o tamanho do pulso e ter gordura corporal excessiva. Como regra geral, para as mulheres, mais do que 88cm é considerado arriscado. Para os homens, até 1 metro é permitido. No entanto, você não precisa chegar ao limite.

Manter seu pulso entre 10 e 20 cm é preferível.

Aqui estão algumas coisas simples que você pode começar a fazer hoje para mudar seus hábitos no caminho para reduzir sua gordura abdominal. É claro, adicionar Canela à sua dieta é a primeira delas. Nós vamos abordar isso em um capítulo separado, para te dar algumas dicas de como fazer isso. Mas a Canela sozinha não vai funcionar. Você também precisa seguir alguns hábitos saudáveis simples, como por exemplo:

- Coma as frutas inteiras, ao invés do suco da fruta. O suco de fruta contém apenas os açúcares que vão para a massa de sua gordura visceral. É melhor comer a fruta toda, já que suas fibras são benéficas para a digestão.
- Não dispense os vegetais. Pelo menos metade dos vegetais, especialmente

os verdes, como alface e brócolis. Os vegetais cheios de carboidrato devem ser limitados, como as batatas, cenoura e milho.

- Evite alimentos processados. Alimentos naturais são sempre melhores. Os alimentos processados têm muitos ingredientes adicionados, que vão adicionar gordura à sua barriga. As gorduras trans, açúcares e o sal são alguns dos ingredientes mais prejudiciais.
- Durma o suficiente. O sono ideal dura entre 7 e 8 horas por dia. Não subestime isso.
- Faça uma pausa e se mova. Não é saudável permanecer em sua cadeira por 8 horas seguidas. No mínimo uma vez a cada hora, você deve fazer uma pausa para alongar seus músculos e se mover pelo escritório.
- Exercício. Eu sei que este é o conselho mais repetido. Você não precisa pagar

uma academia ou fazer uma rotina intensa de exercícios. Simplesmente faça alguns exercícios de força algumas vezes por semana. Você também pode caminhar ou andar de bicicleta por meia hora todos os dias. Se possível, tente mudar seu meio de transporte.

- Reduza seus níveis de estresse. Quando está estressado, você produz um hormônio chamado cortisol, que pode modificar a maneira como seu corpo processa a gordura. Ela provavelmente irá para sua área abdominal. Mais uma vez, o exercício pode te ajudar a reduzir seus níveis de estresse. As atividades de meditação também são recomendadas.

Se agora você se sente sobrecarregado por todas as mudanças que deveria estar fazendo, pare agora mesmo. Faça um plano para abordar cada um dos pontos mensalmente. Pequenas mudanças são as mais fáceis de conseguir, e no final, você terá mudado todo o seu estilo de vida, permanentemente. Comece hoje. Escolha um ponto e mude-o. No próximo mês, mantenha o bom hábito adquirido no primeiro mês e continue com o próximo. Ao fim de um ano, você terá implementado todas as mudanças, e terá resultados reais e duradouros.

Você pode não ver isso agora, mas quando envelhecer, seu corpo vai cobrar todas as coisas que você negligencia hoje. Mude seu estilo de vida para valer, e torne-se uma pessoa mais saudável.

Capítulo 3.
Outros Benefícios Que Você Conseguirá Com a Canela

A Canela te ajudará não apenas a perder sua gordura abdominal. Há diversas outras razões para adicionar Canela à sua dieta diária. Em resumo, a Canela te ajudará a:

- Melhorar seu metabolismo.
- Sentir menos apetite.
- Controlar seus níveis de insulina.
- Reduzir a quantidade de açúcar na corrente sanguínea.
- Diminuir a produção de colesterol ruim (LDL).

Todos esses benefícios são relacionados aos problemas de saúde mais comuns, desenvolvidos em grandes metrópoles. Você pode melhorar sua saúde no caminho para a perda de peso com a Canela. Vamos dar uma olhada nos efeitos da Canela sobre cada um desses pontos. Também te daremos uma visão geral dos efeitos colaterais para sua saúde e as potenciais doenças que você pode desenvolver se não tiver seu açúcar e colesterol sob controle.

Deixe a Canela Trabalhar Seu Metabolismo Para Funcionar Mais Rápido

Parte da magia da Canela é que ela melhora seu metabolismo. A reação metabólica causada pelo consumo de Canela vai te ajudar a queimar os carboidratos de maneira mais eficiente.

O segredo é a energia extra que você ganha para metabolizar os alimentos. É como jogar um vídeo game e pegar um bônus. Você vai um pouquinho mais rápido. Pode parecer irrelevante se você fizer isso por apenas um dia. Mas se adicionar Canela às refeições regulares, vai constantemente ganhar bônus para acelerar seu corpo. Novamente, isso será apenas uma ajuda. A maneira mais eficiente de estimular seu metabolismo para queimar é colocando seus músculos em ação. Exercícios são a maneira mais eficiente de fazer isso, e a Canela será o bônus para tornar isso ainda mais eficiente.

Os benefícios de adicionar mais velocidade ao seu metabolismo estão diretamente relacionados à perda de peso. Tudo que você come tem nutrientes, como minerais e vitaminas. A energia também está presente em seus alimentos, e é chamada de calorias. Há duas maneiras de queimar calorias: com seu trabalho metabólico e com atividades físicas. Você precisará abordar essas duas maneiras para que seja mais eficiente.

Menor apetite

Por ainda ter apetite é que nós continuamos comendo ou procuramos um lanche não saudável. Comer mais do que precisamos pode resultar no ganho de peso. Uma maneira efetiva de reduzir o peso é comendo porções menores de comida. No entanto, isso pode ser difícil se você sente que precisa comer mais. Seria bom se houvesse uma maneira de sentir menos apetite.

A Canela pode ajudar com isso. Esta especiaria pode desacelerar o movimento da comida em certas etapas. Especialmente quando os alimentos são processados no intestino delgado, a Canela se provou capaz de desacelerar a maneira como os carboidratos são absorvidos. Como resultado de ter o intestino cheio por mais tempo, você se sentirá saciado por um período maior de tempo. Além disso, a

Canela tem um sabor doce. Assim, você pode controlar melhor sua vontade de comer doces.

Você também pode sentir menos apetite se comer mais devagar do que come agora. Na maioria das vezes, nossa vida ocupada nos coloca em uma rotina em que temos tempo limitado para as refeições. No entanto, uma hora é mais do que suficiente para comer. Na maioria das vezes, tentamos diminuir o tempo para meia hora, ou até menos do que isso. Isso não apenas não é saudável para seu sistema digestório como também pode gerar estresse desnecessário. Tente tirar sua mente do tempo quando estiver comendo. Mastigue mais devagar e você vai automaticamente demorar mais para comer. Assim, você se sentirá cheio comendo menos comida do que o normal. Isso é bom. Você não estará afetando sua agenda ocupada, mas vai se beneficiar de um hábito mais saudável. Se você adicionar

Canela, terá duas coisas trabalhando a seu favor.

Use a Canela Para controlar Seus Níveis de Açúcar e Insulina

Os níveis de insulina são afetados pela Canela em 2 níveis diferentes:

- O controle direto dos níveis de insulina em seu sangue
- A redução do açúcar no sangue

Ambos são benéficos para as condições de diabetes. Vamos começar com a insulina. A insulina é uma substância química naturalmente produzida pelo corpo. Ela ajuda a regular os níveis de açúcar e glicose no sangue. Manter o nível de açúcar em um certo nível é importante, do contrário, pode haver sérios riscos à saúde. Entre os muitos fatores de risco, o açúcar excessivo é uma condição pré-existente para armazenar gordura desnecessária no estômago. Portanto, o controle do peso é quase impossível.

Além de ajudar com os níveis de insulina, a Canela também tem um efeito direto no açúcar do sangue. O índice glicêmico, que é o indicador da medida de açúcar no sangue, apresenta uma redução significativa quando você adiciona Canela às suas refeições. Você pode conseguir entre 18% e 29% menos açúcar. Adicionar Canela às sobremesas e milk-shakes irá não apenas a tornar seu sabor ainda mais delicioso, mas também vai reduzir os efeitos adversos do consumo excessivo de açúcar.

Aprenda como a Canela e o Colesterol estão relacionados

Há pesquisas em que o consumo de Canela foi diretamente relacionado à redução dos níveis do estresse em uma substância chamada Lipoproteína de Baixa Densidade (LDL), que também é conhecida como colesterol ruim. Às vezes, pode ser tão severo que pode levar à morte. É desejável manter o nível de colesterol sob controle para reduzir o risco de algumas doenças sérias. Os danos podem se tornar tão severos que podem reduzir significativamente sua qualidade de vida.

O colesterol é uma substância produzida pelo fígado e distribuída por toda a corrente sanguínea em seu corpo. É bom porque ajuda na distribuição da vitamina D e permite que os hormônios vão para o lugar certo. Os problemas vêm quando você tem colesterol em excesso, especialmente o LDL. Aqui estão alguns dos mais relevantes:

- Seu sistema circulatório pode parar.
    - O colesterol em excesso acaba em suas artérias.
    - As artérias não conseguem movimentar o sangue se tiverem LDL demais.
    - A placa é desenvolvida por suas artérias, tornando a circulação ainda pior (placa é uma mistura de gordura e colesterol, que endurece dentro de suas artérias e veias, causando obstruções).
    - A placa pode causar problemas de circulação nas pernas e braços.
    - Se o fluxo de sangue é interrompido na área do coração, um ataque cardíaco pode acontecer. Isso pode

levar à morte, se o fluxo sanguíneo não for reestabelecido.

- o Se o fluxo sanguíneo é interrompido ou diminui significativamente nos membros, você pode sentir dor ou entorpecimento. Se o fluxo não for reestabelecido, pode levar a casos piores de morte de tecidos e gangrena.

- Seu sistema digestivo pode ficar ruim.
  - o Níveis altos de colesterol podem criar um desequilíbrio na bile. E isso pode causar cáculos biliares.
  - o A placa pode causar um bloqueio do fluxo sanguíneo, indo para o estômago e os rins. Isso pode causar isquemia intestinal. A dor no estômago e a náusea são sintomas dessa

doença. Em casos mais graves,
há fezes e vômito com sangue.

Capítulo 4.
Onde Encontrar Canela, e Qual Você Deveria Escolher

Se agora você está se perguntando sobre como encontrar Canela, não há nada para se preocupar. A Canela é a espécie mais encontrada nas cozinhas e mercados locais para adicionar às suas refeições regulares. É fácil comprar em mercados locais, e você pode encontrá-la de três maneiras:

- Canela em pó
- Canela em pau
- Óleo de Canela

O óleo não é tão comum quanto a em pó ou pau. Você perceberá que a Canela em pó é a mais adequada para preparar qualquer refeição. Ela também é considerada um suplemento alimentar, vendido em cápsulas em shoppings e farmácias. No entanto, o melhor tipo de Canela que você pode encontrar é o natural. Mas mesmo entre as Canelas naturais, há diversos tipos:

- CinnamonVerum: comumente conhecida como Canela Ceylon, pode ser chamada de Canela do Sri Lanka. A variedade verum é uma das mais usadas para alimentos.
- CinnamonCassia: também chamada de Canela chinesa, é um tipo popular nos países do leste.
- CinnamonLoureiro: essa variedade tem muitos outros nomes. Pode ser chamada de Canela Vietnamita, Vietnamese Cassia ou Canela Saigon.
- CinnamonBurmannii: também conhecida como Canela indonésia, vem de Korintje, Padang.
- CinnamonCitriodorum: também chamada de Canéla Malabar.

- CinnamonTamale: chamada de Canela da Índia.

De todos os tipos de Canela disponíveis, você encontrará a Ceylon e a Cassia mais facilmente em seu mercado local. Sempre escolha a Canela Ceylon e tome cuidado com os produtos de Canela da variedade Cassia. A maioria dos benefícios é obtida a partir da Canela Ceylon.

A Canela Cassia é popular para alimentos assados com sabor acanelado. Os rolinhos de Canela geralmente usam Canela Cassia, porque ela é mais resistente ao calor usado para assar. É dura, com uma textura amadeirada e de coloração vermelha-amarronzada. É mais grossa do que as outras variedades (entre 2 e 3mm).

Por outro lado, a Canela Ceylon usa apenas a parte interna. É fina, de coloração marrom clara, e tem textura fragmentada. É mais aromática do que a Canela Cassia. É mais fácil de transformar em Canela em pó, e perde todo seu sabor quando cozida.

Mas nem todas as Canelas possuem as mesmas propriedades para sua saúde, e é claro, para a perda de peso. Você precisa escolher o tipo certo de Canela. Nós falaremos sobre a cumarina e seu relacionamento com a Canela na próxima seção.

Há um componente na Canela do qual você precisa saber. A cumarina é um agente que dilui o sangue. Pode causar danos e doenças do fígado. A quantidade máxima recomendada para consumo seguro é de 0.1 mg por quilo do peso corporal. O problema com a Canela Cassia é que ela possui uma grande quantidade de cumarina, que pode variar de 100 miligramas por quilo até 12,180 miligramas por quilo. A quantidade potencialmente grande de cumarina representa um risco significativo para a saúde.

Felizmente, a Canela Verum e a Canela Ceylon não apresentam este problema. A concentração de cumarina é sempre menor do que 100 mg por quilo, o que as torna seguras para o consumo diário. Sempre procure pela Canela Ceylon ao cozinhar.

Finalmente, como regra geral, varie sua rotina e consumo de Canela, para permitir que seu corpo elimine as toxinas de maneira natural.

Capítulo 5.
Algumas idéias para adicionar Canela à sua dieta

A essa altura, você já sabe tudo sobre os benefícios da adição de Canela à sua dieta. Você também pode escolher a Canela certa em seu mercado local. Agora, você entrar com algumas idéias práticas e úteis de como usá-la. Como mencionado no capítulo anterior, você deve sempre escolher a Canela Ceylon para cozinhar, já que ela não possui componentes prejudiciais. Nós não mencionamos isso em cada receita e conselho, mas usamos sempre a Canela Ceylon para as receitas desta seção.

Cozinhando diariamente com Canela

Embora a Canela seja geralmente associada às refeições para reuniões, especialmente sobremesas, você pode comê-la diariamente. Você pode usá-la em refeições que já come, e um toque de Canela vai simplesmente adicionar à refeição todos os seus benefícios e um delicioso sabor. Aqui estão algumas ideias que você pode começar a aplicar agora mesmo, sem mudar nenhum outro hábito alimentar e sem qualquer preparação especial.

- Para o café da manhã:
    - Cereal com Canela: basta adicionar uma colher de chá de Canela em pó ao seu cereal.
    - Aveia com Canela: Uma colher de chá de Canela em pó também pode ser adicionada à sua aveia diária.

- o Iogurte com Canela: Adicione um pouco de Canela em pó ao seu iogurte.
  - o Frutas com Canela: Coloque Canela em pó em cima de suas frutas. Você também pode adicionar iogurte.
- Para o almoço:
  - o Queijo com Canela: espalhe um pouco de Canela para acentuar o sabor do queijo e alguns outros benefícios.
  - o Sucos de fruta com um toque de Canela: adicione uma pitada de Canela para temperar seu suco favorito.
- Para qualquer hora do dia:
  - o Café com Canela: adicione um pouco de Canela em pó ao seu café. Você também pode colocar um pau de Canela no recipiente onde prepara seu café. Isso vai liberar o aroma e

seus componentes de uma maneira mais natural.

- o Chá de Canela com Mel: Misture mel e _Canela_ em pó com água quente. Você terá um delicioso chá para desfrutar durantes as manhãs ou tardes.
- o Shakes de Canela: todos os tipos de shakes podem ser melhorados com Canela. Basta adicionar Canela a gosto. Shakes de frutas e de proteína são adequados para adicionar Canela.

Pequenas quantidades de Canela aqui e ali são muito boas. Essas idéias foram selecionadas para permitir que você adicione Canela rapidamente à sua dieta, sem mudá-la demais. Há também algumas outras refeições mais elaboradas, que trarão benefícios com o sabor da Canela. Nas linhas seguintes, falaremos sobre algumas das receitas selecionadas para preparar refeições deliciosas. Algumas dessas receitas exigem mais tempo de preparação, mas o resultado vale a pena.

Chá de Canela

O chá de Canela é uma receita mexicana simples para preparar uma infusão deliciosa. Também é conhecido como chá de pau de Canela.

Ingredientes para 1 xícara

- 1.25 xícara de água (para mais porções, adicione uma xícara a mais)
- 1 pau de Canela (cerca de 5cm)
- Mel (opcional)

Instruções

- Pegue o pau de Canela e quebre em pedaços menores.
- Coloque a água para ferver em uma pequena panela com os pedaços do pau de Canela para ferver lentamente (com o fogo médio).
- Remova a pequena panela do fogo após 5 minutos de fervura.
- Deixe o chá descansar por 15 minutos. Se você não quer que o sabor seja forte demais, reduza esse tempo. Você vai notar uma coloração avermelhada e o aroma da Canela enchendo o cômodo.

- Com um coador muito fino, sirva o chá em sua xícara. Nenhum pedaço do pau de Canela deve entrar em seu copo.
- Se você quer adoçar, adicione mel.
- Você sempre deve adicionar ¼ extra da xícara de água, pois a água evapora quando ferve, deixando exatamente 4 xícaras.

Se você perder o ponto de fervura e a água evaporar, pode adicionar mais água. Você pode beber o chá para substituir a água, suco ou refrigerantes, se adicionar gelo ou colocar na geladeira. Se beber quente, ele pode substituir qualquer chá ou café.

Arroz Frito com Canela

O Arroz Frito com Canela é uma receita típica do Sri Lanka. O açafrão é outro ingrediente essencial que adicionará benefícios visíveis à sua saúde. Sua aparência e cheiro sofisticados tornam este prato perfeito para o jantar.

Ingredientes para 6 porções

- 3 xícaras de arroz
- 4.5 xícaras de água
- 9 oz. de camarão pequeno
- 1/4 xícara de óleo vegetal
- 5 Paus de Canela (cerca de 5cm)
- 150 gramas de castanha de caju
- 2 oz. de passas
- 2 oz. de ervilhas verdes
- 3 cebolas cortadas em cubos
- 3 oz. de margarina
- 1 colher de chá de açafrão

- 2 dentes de alho
- 1 pedaço de capim-limão
- Sal

Instruções

- Adicione a margarina à panela.
- Aqueça por 1 minuto (com o fogo baixo).
- Adicione o arroz, água, 2 paus de Canela, açafrão e o sal. Espere ferver.
- Mude o fogo para baixo assim que alcançar o ponto de fervura. Então, deixe cozinhar por 15-20 minutos. Deve ficar seco e macio.
- Enquanto o arroz está cozinhando, frite o camarão. Primeiro, adicione o óleo à panela e deixe esquentar.
- Frite o camarão até dourar. Se gosta dele crocante, frite um pouco mais.
- Frite as cebolas, castanhas de caju, ervilhas verdes, passas, alho e o

restante dos paus de Canela. Espere
até a cor ficar levemente dourada.

- Adicione o camarão e o arroz. Misture
  e aqueça por 3-5 minutos.

Tacos de Feijão Preto e Canela

Os tacos de feijão preto e Canela são acompanhados por um molho de tomate com chili. Se você quiser, pode mudar para outro molho ou guacamole. Os tacos de feijão preto e Canela são perfeitos para reuniões nos fins de semana. Tente colocar vários molhos para que as pessoas possam escolher. O Guacamole também é adequado para acompanhar os tacos de feijão preto e Canela.

Os tacos de feijão preto e Canela são uma refeição saudável, e também vegetariana. Você pode mudar alguns ingredientes para torná-la adequada aos veganos.

Ingredientes para 4 porções

- Para preparar os feijões, você precisa de:
  - 2 dentes de alho (cortados em pedaços bem finos)
  - 1 colher de chá de Canela em pó
  - 1 colher de chá de cominho em pó
  - 1 colher de chá de pasta de chipotle (em alguns lugares a pasta de chipotle é difícil de conseguir. Você pode mudar para 1 pimenta vermelha, cortada em pedaços pequenos)
  - 800 gramas de feijão preto, pré-cozido (você pode usar feijão em lata, mas é melhor se prepará-lo desde o início)
  - Óleo de azeite
  - Sal marinho

- o Pimenta-preta

- Para o molho, você precisa de:
  - o 20 tomates pequenos (tomates cereja)
  - o ½ pimenta vermelha (cortada em pedaços pequenos e sem semente)
  - o Coentro fresco (poucas folhas)
  - o ½ xícara de suco de limão
  - o Azeite extra-virgem

- Para servir, você precisa de:
  - o Tortillas (você pode mudar para folhas de alface, se estiver em uma dieta restrita)

- Opcionalmente, você pode usar:
  - o Outros molhos
  - o Ovos cozidos
  - o Queijo
  - o Rabanete
  - o Coentro

- o   Iogurte Natural

Instruções

- Primeiro, cozinhe os feijões:
  - o   Aqueça uma frigideira (fogo médio).
  - o   Adicione alho e um pouco de óleo de azeite.
  - o   Cozinhe por cerca de 1 minuto. Você verá as extremidades do alho dourarem.
  - o   Adicione a Canela e a pasta de chipotle (ou pimenta vermelha e cominho).
  - o   Mexa por mais um minuto para tostar as especiarias.
  - o   Adicione os feijões e o líquido que você usou para cozinha-los anteriormente.
  - o   Deixe tudo ferver.
  - o   Abaixe o fogo.

- o Deixe cozinhar fervilhando por 10 a 15 minutos. Tome cuidado para ter líquido o suficiente, ou os feijões podem queimar. Se necessário, adicione mais água quente.
  - o Use sal e pimenta para temperar.
  - o Mantenha aquecido até servir.

- Agora, prepare o molho:
  - o Corte os tomates em cubos médios.
  - o Moa os tomates com a pimenta vermelha e o coentro.
  - o Use sal e pimenta para temperar.
  - o Corte novamente, agora tudo junto.
  - o Coloque tudo dentro de uma tigela.
  - o Adicione suco de limão e um pouco de azeite.

- o Misture tudo.
  - o Pronto, agora pode servir.

- Para servir, não se esqueça:
  - o Aqueça as tortillas. É melhor aquecê-las diretamente no fogão, mas se você não tem um, pode usar um forno micro-ondas.
  - o Coloque o molho e os feijões que acabou de preparar.
  - o Coloque quaisquer outros molhos que quiser. Lembre-se que também pode fazer guacamole.
  - o Você pode colocar os ovos cozidos inteiros ou cortados em pequenos pedaços.
  - o Nós recomendamos o queijo Manchego, mas você pode usar outras variedades com pouco carboidrato.

- o Os rabanetes podem ser inteiros ou cortados em pequenos pedaços.
- o As folhas de coentro podem ser servidas inteiras ou cortadas em pequenos pedaços.
- o Iogurte natural.

Capítulo 6. Últimas Palavras

Um pau de Canela não é uma varinha mágica para perder peso. Para perder peso, a longo prazo, é necessário haver hábitos de mudança. Uma vida sedentária não é saudável. O exercício deve ser incluído junto com uma dieta. Algumas outras práticas também podem melhorar sua saúde e te ajudar a perder peso rapidamente.

Ser gordo não é apenas uma questão de aparência. É mais sobre como você se sente e que tipo de vida que você deseja ter quando envelhecer. As doenças mais recorrentes hoje em dia estão associadas à gordura corporal. Você pode melhorar sua saúde perdendo peso. A Canela também possui algumas características úteis para controlar seus níveis de insulina, colesterol e a quantidade de açúcar em sua corrente sanguínea. Aproveite as vantagens enquanto você perde peso com a Canela.

Quando você fica doente, não há volta. Você não deve negligenciar isso, deve começar a viver uma vida mais saudável. Você não tem que fazer isso de maneira repentina e brusca. Você pode ir pouco a pouco, mudando uma coisa após a outra. O objetivo é a longo prazo, então não se apresse, mas faça algo. Comece agora e obtenha benefícios para a vida toda.

A Canela é uma maneira fácil de servir como um auxílio para a perda de peso. É deliciosa, e há várias maneiras fáceis de combiná-la com suas refeições e bebidas comuns para ter alguma ajuda extra na perda de peso. O caminho para perder peso pode ser mais fácil usando Canela diariamente.

Você também deve nunca esquecer que, de vez em quando, deve parar seu consumo de

Canela. Desta forma, você vai ajudar seu corpo a eliminar as toxinas associadas a ela. Esta prática também se aplica a qualquer alimento que você come regurlarmente. Você precisa de um bom equilíbrio em todos os aspectos de sua vida, incluindo refeições, para ter uma vida mais saudável.